名医话养生
贴心私房菜

十大营养科主任 40 道贴心私房菜食谱

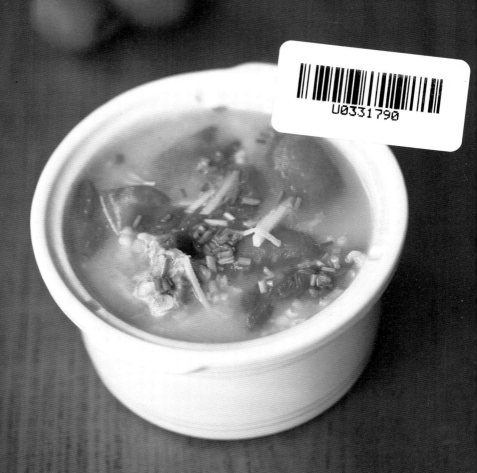

曹伟新

主任医师，博士生导师，上海交通大学医学
院附属瑞金医院临床营养科主任。

你了解蛋白质吗

我们通过摄取食物的多样性可以补充必需氨基酸，
如果缺少某一种氨基酸，
我们可以通过吃其他的蛋白质加以补充，
这样就可以形成完全蛋白质。

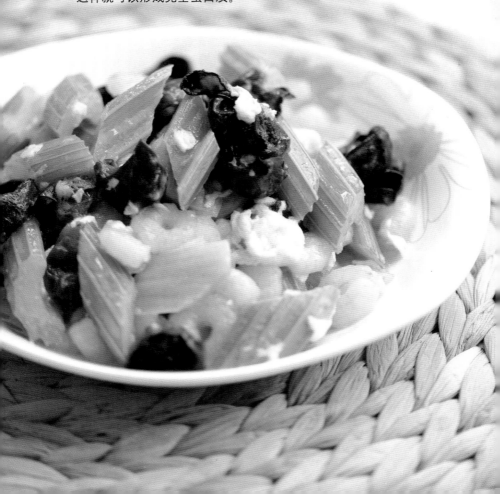

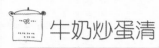

牛奶炒蛋清

食材：鲜牛奶250克，鸡蛋清500克，小番茄，豌豆，水，淀粉，盐，油

制作方法

1. 将牛奶和蛋清以 1：2 的比例盛入碗内，加入盐、水、淀粉打匀。
2. 把混合的牛奶和蛋清倒入油锅中炒至刚断生即可。
3. 加入切碎的番茄丁和豌豆点缀。

食疗功效

牛奶和鸡蛋都是优质蛋白质的来源，一颗鸡蛋含有 6 克左右蛋白质，牛奶和蛋清同样也含有优质蛋白质，这是一道蛋白质含量十分丰富的菜品，具有滋润皮肤，健脾生肌的功效。

蛋清芹菜黑木耳炒虾仁

食材：虾仁，蛋清，芹菜，黑木耳

制作方法

1. 芹菜和木耳提前焯水。
2. 蛋清放入油锅炒至凝固。
3. 再放入虾仁炒香，放入芹菜、木耳、蛋清一起炒，加少量盐即可。

食疗功效

蛋清是非常好的蛋白质来源，虾仁营养丰富，肉质松软，易消化，而且是非常健康有益的蛋白质来源。芹菜具有平肝降压、安神利尿的作用，经常食用能安定情绪，消除烦躁。

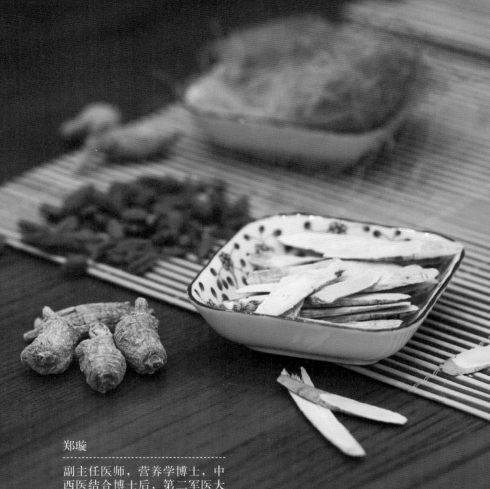

郑璇

副主任医师，营养学博士，中
西医结合博士后，第二军医大
学附属长海医院营养科主任。

你会喝水吗

水是生命之源，有了水才有生命。
一个成年人的身体内有75％是水。
对于人体而言，水参与生命的运动，
排除体内有害毒素，帮助新陈代谢，维持有氧呼吸等。

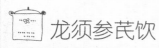

龙须参芪饮

食材：玉米须，西洋参，黄芪，枸杞

制作方法

将玉米须、西洋参、黄芪、枸杞一起煮水，去渣留汁即可。

食疗功效

玉米须有泄热通淋、利尿防暑的作用，能促进胆囊胆汁的代谢，对慢性胆囊炎的患者有一定帮助。黄芪、西洋参都有补气、益气固表的作用，特别是黄芪和西洋参的搭配，有 1+1>2 的功效。枸杞则有养肝明目、补肾益精的作用。这些食材搭配在一起有助于提高免疫力。

丹参桃仁蜂蜜饮

食材：丹参30克，桃仁10克，蜂蜜20克

制作方法

将丹参、桃仁洗净放入砂锅，加水 1200 毫升，旺火煮沸。文火煎至 500 毫升时，去渣留汁，加入蜂蜜调匀即可。

食疗功效

活血祛瘀、养血安神、润肠通便、调理脾胃。

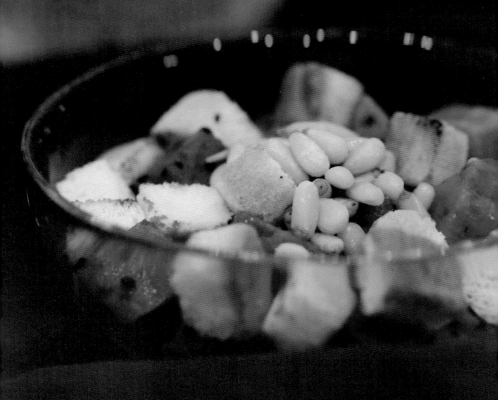

孙建琴

主任医师，博士生导师，复旦大学附属华东
医院临床营养中心主任。

重新认识维生素

维生素A的缺乏会导致免疫力的降低。
维生素B族就像是一支乐队，
只有互相配合，才能发挥出最好的作用。
加上它在体内不能储存，所以更加需要每天补充。
维生素C有抗氧化、提高免疫力的功效。

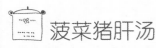

菠菜猪肝汤

食材： 猪肝50克，菠菜50克，生姜2克，料酒1勺，生粉4克，胡椒粉3克，食盐适量

制作方法

1. 猪肝挑去白筋、菠菜洗净切段、生姜切末备用。
2. 生姜、猪肝切片后调入生粉、料酒和食盐，拌匀后腌制10分钟。
3. 锅内放适量油，投入猪肝片炒到8成熟。
4. 倒入适量清水和姜末煮开。
5. 撇去白沫后放入菠菜煮开。
6. 最后撒入胡椒粉和盐即可出锅。

食疗功效

猪肝含有丰富的维生素B族和维生素A，菠菜有丰富的维生素K，这道汤可以补充丰富的维生素。

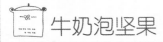

牛奶泡坚果

食材： 牛奶150毫升，杏仁、葡萄干、核桃仁、香蕉片各5克

制作方法

小碗中倒入杏仁、葡萄干、核桃仁和香蕉片，也可根据个人喜好进行调整。然后冲入牛奶即可食用。

食疗功效

富含维生素和矿物质，美味的同时又方便操作，是早餐佳选。

火龙果沙拉

食材：火龙果一只(红火龙果更佳)，松仁10克，杂粮切片面包一片，橄榄油一小勺

制作方法

1. 面包切成小丁，在烤箱或锅内烤至两面金黄。
2. 火龙果去皮切丁。
3. 将所有原料倒入碗中，再倒入橄榄油拌匀即可食用。

食疗功效

富含膳食纤维、维生素C和维生素E，以及原花青素和β胡萝卜素，既是沙拉，也可作为主食，美味又营养。

张美芳

副主任医师，上海交通大学医学院附属第九人民医院营养科主任。

酸性体质是万病之源吗

一味追求所谓"碱性"食物，摒弃"酸性"食物，只能从一个极端走向另一个极端，造成新的不平衡。

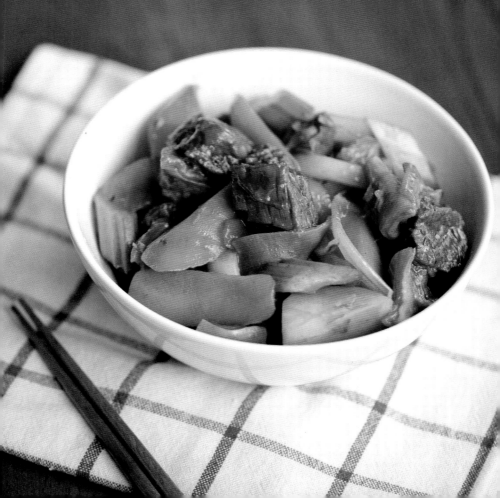

时蔬红烩牛肉

食材： 牛肉，胡萝卜，土豆，洋葱，芹菜，番茄酱，香叶，山楂，葱，姜，盐，大豆油

制作方法

1. 牛肉洗净后切成3厘米见方的块，随冷水入锅烧沸，去除浮沫，捞出再用清水洗净血污后待用。
2. 把焯过水的牛肉块放到另一锅中，锅中注入开水放入香叶、姜片、大料、葱、山楂片继续煮，煮到肉软烂。
3. 将洋葱、胡萝卜、土豆切成大块，芹菜切成段备用。
4. 在锅中加入大豆油，用少量洋葱炝锅后加入煮好的牛肉块翻炒片刻，再放入胡萝卜和土豆块翻炒两三分钟，之后加入番茄酱和糖。
5. 倒入开水稍微炖一会儿，至土豆软烂。
6. 放入洋葱片和芹菜段翻炒一下，临出锅前放入食盐调味即可。

食疗功效

牛肉含有丰富的蛋白质，其氨基酸组成比猪肉更接近人体需要，同时矿物质含量丰富且脂肪含量较猪肉低。胡萝卜具有促进机体正常生长与繁殖、维持上皮组织、提高红细胞的活性、防止呼吸道感染及保护视力等功能。洋葱中的硒有助于体内自由基的清除。芹菜富含多种维生素及矿物质，且膳食纤维含量高，对降低胆固醇、预防心脑血管疾病、糖尿病及减少大肠癌的发生均具有一定作用。番茄红素是优良的抗氧化剂，能清除人体内的自由基，抗癌效果是 β 胡萝卜素的2倍。

杂蔬蛋饼

食材：面粉，鸡蛋，杂蔬菜（内容为胡萝卜丁、豌豆粒、玉米粒），橄榄油

制作方法

1. 将蔬菜与凉水一起下锅，大火煮开后1分钟即可关火，捞出沥干水分待用。
2. 在面粉中打一只鸡蛋，根据口味放入适量盐，拌匀，再慢慢加入适量水，使面糊成为流动的糊状，再将煮熟的杂蔬菜放入蛋液中。
3. 平底锅中倒入少许橄榄油，抹匀，倒入适量面糊摊成薄饼，两面煎黄后出锅。

食疗功效

鸡蛋蛋白作为优质蛋白，含有人体必需的多种氨基酸，与人体蛋白质组成相近，且基本不含脂肪。蛋黄中含有丰富的钙、磷、铁、硒、锌、维生素A、维生素D及B族维生素。橄榄油富含单不饱和脂肪酸，不含胆固醇、消化吸收率高，还含有丰富的维生素A、维生素D、维生素E、维生素F、维生素K和β胡萝卜素等脂溶性维生素，而且橄榄油的单不饱和脂肪酸性质具有抗氧化、降血糖等功效。

葛声

主任医师，医学博士，硕士研究生导师，上海交通大学附属第六人民医院临床营养科主任。

千金难买老来瘦吗

中老年人的营养原则是：
"高蛋白、低脂肪"，
糖和淀粉的量可以适当减少些，
矿物质和维生素要高于一般人的量。

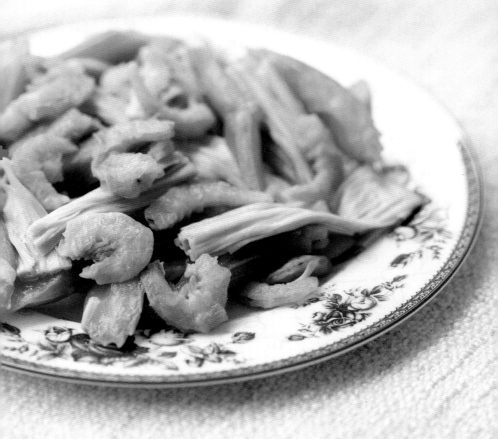

芹菜腐竹炒虾米

食材：芹菜，腐竹，虾米

食疗功效

芹菜富含抗氧化作用的芹菜素及丰富的膳食纤维。腐竹和虾米富含蛋白质，且含有丰富的支链氨基酸。我们已经知道，富含支链氨基酸的蛋白质可促进肌肉蛋白质的合成，防止肌肉流失。所推荐的虾米和腐竹这两种家常食材，它们的支链氨基酸含量非常高，多吃可以促进蛋白质的吸收。

 # 芦笋炒虾仁

食材：芦笋，虾仁，淀粉，白胡椒粉，蒜末

制作方法

1. 芦笋洗净，斜刀切段。
2. 水烧开，放入少量油盐，氽烫芦笋。
3. 虾仁洗净，加适量盐和白胡椒粉，抓匀腌一会。
4. 锅内放入少许油，下蒜末炒香，放芦笋，翻炒两下，加入虾仁，大火快炒，虾仁卷曲变色，适量盐调味即可。

食疗功效

芦笋的膳食纤维柔软可口，能增进食欲，帮助消化。且营养丰富，含有多种维生素、微量元素和高纤维素，具有调节机体代谢、提高身体免疫力的功效。虾仁富含蛋白质，质地柔软，肉质细嫩，易消化吸收。两者搭配色彩鲜艳，营养价值相得益彰。

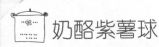 # 奶酪紫薯球

食材：紫薯，芝麻，奶酪，西瓜子

制作方法

1. 将紫薯切成块，上锅蒸熟。
2. 将蒸好的紫薯块放入食品保鲜袋中，压成泥（用松肉锤或擀面棍也可以）。
3. 将紫薯泥团成球，再压成饼状，将切碎的奶酪当做馅心包在紫薯片中，再次塑形成紫薯球。
4. 将紫薯球表面蘸少量水，放入盛有芝麻、西瓜子肉的碗里，不停晃动小碗，就可以让芝麻和西瓜子肉很均匀地裹在表面。
5. 将制作好的紫薯球放入预热的烤箱或微波炉里加热 3 ～ 5 分钟后再食用，奶酪、芝麻、西瓜子的香味会进到紫薯球里，非常美味。

食疗功效

奶酪含有丰富的蛋白质、西瓜子含有丰富的支链氨基酸，有利于促进蛋白质合成；紫薯富含膳食纤维，饱腹效果好，同时还含有维生素和微量元素；芝麻添香，历来被视为延年益寿食品。这道紫薯球营养均衡，味道美妙。

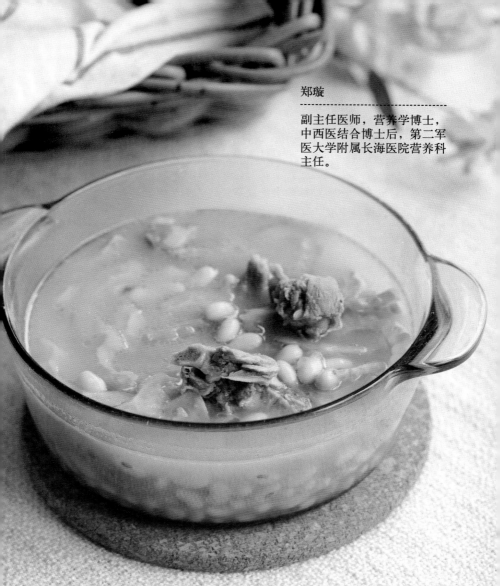

郑璇

副主任医师，营养学博士，
中西医结合博士后，第二军
医大学附属长海医院营养科
主任。

营养都在汤里吗

一般煲汤时间控制在1~1.5个小时是比较合适的，
此时的能耗和营养价值比例较佳，即可获得比较理想的营养峰值。

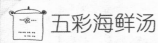

五彩海鲜汤

食材：蛤蜊，菠菜，香菇，胡萝卜，白萝卜，豆腐

制作方法

将菠菜、香菇、胡萝卜、白萝卜、豆腐切丝，与蛤蜊一起煮汤，可根据个人喜好制成清淡或酸辣口味。

食疗功效

菠菜含有维生素、铁和叶绿素，叶绿素中的镁对稳定血压很有帮助；香菇含有的菌菇多糖有助于提高免疫力；蛤蜊含有丰富的锌，锌参与人体当中约 300 多种酶的合成，对于人体健康非常重要；白萝卜有助消化道通畅顺气；胡萝卜含有的胡萝卜素在人体内化为维生素 A 后，对视力有帮助，有助预防夜盲症；豆腐含有丰富的植物蛋白，豆腐中的豆固醇可以和人体中的胆固醇相拮抗，从而降低胆固醇。

苦瓜排骨黄豆汤

食材：苦瓜，排骨，黄豆

制作方法

先将黄豆、排骨煲汤，九分熟后加入苦瓜片，再煲 10 分钟即可。

食疗功效

强身壮骨、健脾补肾，特别适宜脾胃虚弱、筋骨酸痛及病后康复者服用。

吴萍

副主任医师，医学硕士，同济大学附属同济医院营养科主任。

我们凭什么减肥

碳水化合物、脂肪和蛋白质这三大供能营养素的能量分配必须合理，而且最好每天摄入25种不同的食物，这样才能保证维生素和无机盐的供给，达到营养平衡。

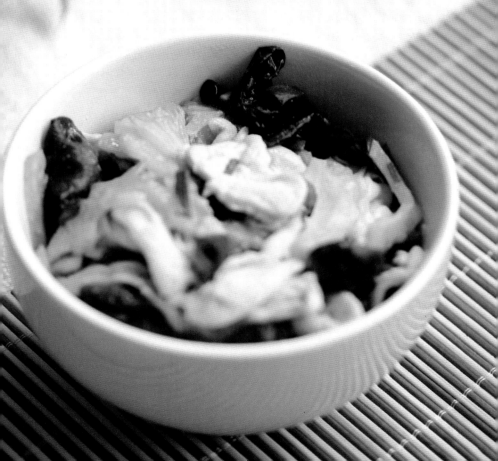

五色蔬菜沙拉

食材：番茄，生菜，黄椒，紫甘蓝，黑木耳，红酒醋

制作方法

1. 将木耳沸水中焯过。
2. 番茄、生菜、黄椒、紫甘蓝洗净，切成丝。
3. 淋上意大利红酒醋。

食疗功效

满满一大碗，饱腹感好，热量几乎可以忽略不计，晚上吃为佳。

番茄富含番茄红素、生菜富含叶绿素和叶酸、黄椒富含胡萝卜素、紫甘蓝富含原花青素、黑木耳富含木耳多糖、意大利红酒醋也富含原花青素。这些食材热量极低，其中所含的维生素和植物化学物单独食用都有降血脂、减肥及提高免疫力作用，同时食用更有协同增强作用，是减肥佳品。

苦瓜炒鸡片

食材：苦瓜，鸡脯肉，木耳，葱、姜、盐、油少许

制作方法

1. 苦瓜洗净去瓤斜刀切成片，将苦瓜和木耳分别在沸水中焯过。
2. 鸡脯肉切片。
3. 炒锅里放少许油，放入葱、姜炝锅。
4. 加入鸡肉先炒，再倒入焯好的苦瓜、木耳片翻炒。
5. 出锅时加少许盐调味。

食疗功效

这道菜体积大，热量低，食后既增加饱腹感，又能提高免疫力。

苦瓜性凉味苦，含有较多的苦瓜皂苷，可刺激胰岛素释放，有非常显著的释放胰岛素作用，苦瓜中的维生素 B_1、维生素 C 和多种矿物质含量比较丰富，能调节血脂、提高机体免疫力的作用，又有〝植物胰岛素〞的美称。鸡脯肉肉质细嫩，滋味鲜美，含有丰富的优质蛋白，能滋补养身，其所含的脂肪与鱼虾类食物相当。

 # 紫菜芦笋香菇汤

食材：紫菜，芦笋，香菇，盐、香油少许

制作方法

1. 将芦笋切成小丁，香菇切成片状。
2. 紫菜撕成小片加水煮 5 分钟后加入芦笋丁及香菇，煮开，加少许盐及香油调味即食。

食疗功效

这道汤品热量低，富含膳食纤维，适宜在饭前饮用，食后使胃产生饱腹感，而且能预防多种慢性疾病发生。

紫菜历来被人们视为珍贵海味之一，素有〝长寿菜〞的美称。干紫菜富含牛磺酸，可保护心肌、增强心脏功能。芦笋含有人体多种氨基酸、矿物质及皂苷、多糖和黄酮类等生物活性成分，可不同程度地预防肥胖并有软化血管作用。香菇含有多种有效药用成分，具有增强免疫力、抑制肿瘤、降血脂、抗辐射等生物活性作用。

葛声

主任医师，医学博士，硕士研究生导师，上海
交通大学附属第六人民医院临床营养科主任。

谈"糖"别色变

糖尿病每日蔗糖的摄入量不宜超过100～120千卡，
折合每日蔗糖的摄入量不超过25～30克。
糖尿病患者在烹饪时添加一点白糖用以调味是允许的。
但是，不建议采用红烧、糖醋等烹调方法。

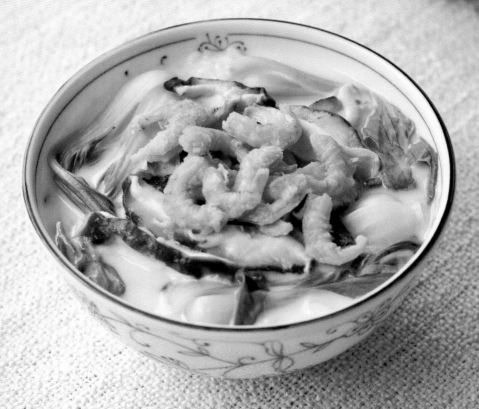

上海菜泡饭

食材：豆浆，青菜，海米，香菇丝，泡饭

制作方法

先将豆浆与泡饭同煮，再加入海米和香菇丝以及小青菜同煮。

食疗功效

剩米饭放在冰箱中储存的过程中会有部分淀粉回生，形成抗性淀粉。其GI指数较低，有助于糖尿病患者控制餐后血糖。此外，豆浆含有蛋白质及大豆异黄酮，青菜、香菇含有丰富的膳食纤维，海米含有丰富的蛋白质。

贴士

有消化道疾病、胃肠道功能弱的患者不建议吃泡饭。

苦瓜炒肉丝

食材：苦瓜，瘦猪肉，生抽，盐，淀粉，葱，姜，蒜，辣椒

制作方法

1. 苦瓜去芯后切成条状，用少许盐腌制片刻，用清水冲洗干净备用。
2. 猪肉切成丝，放入碗中，加入盐、老抽、淀粉腌制一下。
3. 油锅烧热，放入葱姜蒜末以及辣椒丝炒香，加肉丝炒熟后加入苦瓜翻炒。

食疗功效

苦瓜含有丰富的维生素C、钾、钙等营养素，还含有铬和类似胰岛素的物质，有助于降低餐后血糖。这道降糖菜肴适合夏秋季食用。

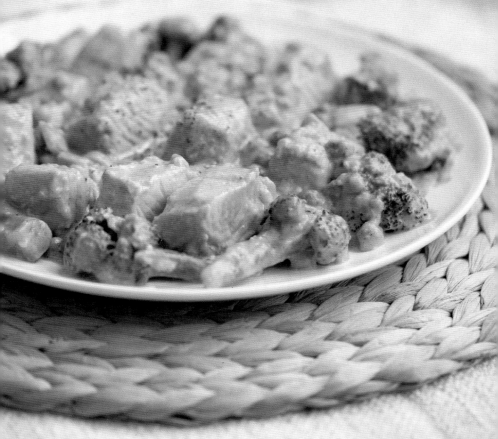

伍佩英

副主任医师，临床营养学博士，上海交
通大学附属第一人民医院营养科主任。

把血压吃下去

高血压患者的饮食应遵守低盐、低脂、低热量的原则，
并注意饮食结构的合理搭配，应适当控制食盐的摄入量，
改变饮食"口重"的习惯。

咖喱三文鱼

食材：三文鱼，青豆，玉米，西兰花，咖喱，淡奶油250毫升

制作方法

1. 三文鱼解冻切块。在碗里放 1 汤匙面粉和 50 毫升水拌匀后，加入 250 毫升的淡奶油拌匀，做成奶酱汁。
2. 炒锅放 1 汤匙黄油融化，放入洋葱炒变色成透明状。随后加青豆、玉米、西兰花翻炒 1 分钟。再将咖喱和黑胡椒粉炒匀，倒入奶酱汁煮开。
3. 放入三文鱼。小火煮 5 分钟左右即可。

食疗功效

三文鱼是众所周知的健康食品，它含有丰富的不饱和脂肪酸，能有效降低血脂和血胆固醇，防治心血管疾病的发生，所含的 Ω−3 脂肪酸更是脑部、视网膜及神经系统所必不可少的物质，有增强脑功能记忆、防治老年痴呆和视力减退的功效，还能有效抵抗诸如糖尿病等慢性疾病。咖喱中有姜黄素，能够降血脂、抗氧化、抗炎症、抗动脉粥样硬化的发生，对高血压人群来说具有保护血管的作用。

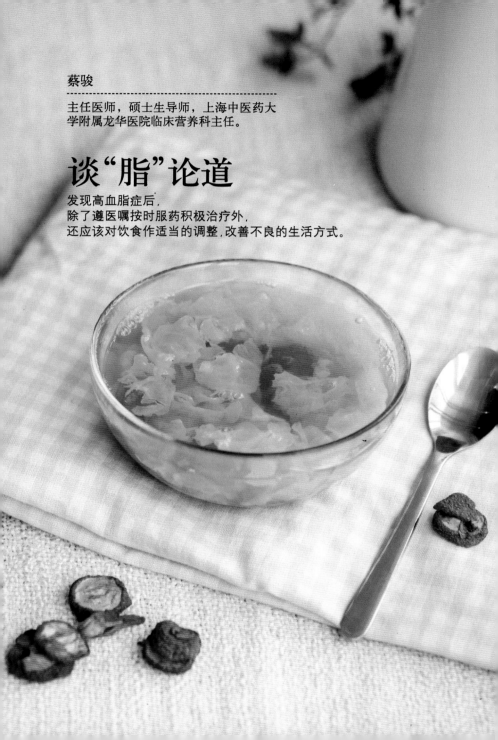

蔡骏

主任医师，硕士生导师，上海中医药大
学附属龙华医院临床营养科主任。

谈"脂"论道

发现高血脂症后，
除了遵医嘱按时服药积极治疗外，
还应该对饮食作适当的调整，改善不良的生活方式。

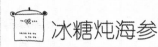

冰糖炖海参

食材：水发海参50克，冰糖适量

制作方法

将海参置锅内，炖至熟烂后加入冰糖，再炖片刻即可。早饭前空腹服食。

食疗功效

海参，其性温补，味甘咸，补肾，益精髓，摄小便，壮阳疗痿。现代研究表明，海参具有提高记忆力、延缓性腺衰老、降血脂，防止动脉硬化、糖尿病以及抗肿瘤等作用。

 # 银耳山楂羹

食材：白木耳20克，山楂片40克，白糖1匙

制作方法

银耳冲洗后，冷水浸泡1天，全部发透，择洗干净，放入砂锅中，并倒入银耳浸液，山楂与白糖同放入银耳锅内，炖半小时以上，至银耳烂，汁糊成羹离火。当点心吃。每次1小碗，每日1～2次。

食疗功效

银耳，有"菌中之冠"的美称。性平、味甘、既有补脾开胃的功效，又有益气清肠的作用，还可以滋阴润肺。另外，银耳还能增强人体免疫力，以及增强肿瘤患者对放、化疗的耐受力。
山楂，性温，味甘、酸，具有消积、行瘀、化滞的功效，可以清肠排毒、降血压、降血脂，为减肥圣品。

绿豆萝卜灌大藕

食材：大藕4节，绿豆200克，胡萝卜125克

制作方法

1. 将绿豆洗净水泡半日，滤干，胡萝卜洗净，切碎捣泥，混合后加适量白糖调匀待用。

2. 将藕洗净，在靠近藕节的一端用刀切下，切下的部分留好。将调匀的绿豆萝卜泥塞入藕洞内，塞满塞实为止。再将切下的部分盖好，用竹签或线绳插牢或绑好，上锅水蒸熟，可当点心吃，经常食用能降低血脂，软化血管。

食疗功效

藕，味甘，性凉，生食具有清热生津，凉血止血；熟用有补益脾胃，益血生肌的功效。

绿豆，味甘，性寒，有清热解毒、消暑、利尿、祛痘的功效。绿豆中的多糖成分能增强血清脂蛋白酶的活性，使脂蛋白中甘油三酯水解达到降血脂的疗效，从而可以防治冠心病、心绞痛。

蔡骏

主任医师，硕士生导师，上海中医药大学附属龙华
医院临床营养科主任。

痛定思"痛"治痛风

很多痛风病人都对饮食百般忌口，
其实痛风病人的日常膳食
是根据疾病的发作程度和病程来决定的。

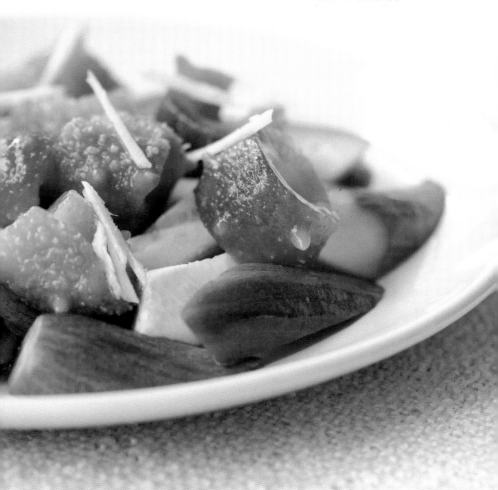

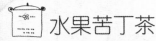

水果苦丁茶

食材：新鲜水果，苦丁茶叶

制作方法

新鲜水果切丁，和苦丁茶一起放置于茶壶内，最后加入热开水即可。

食疗功效

苦丁茶中含有苦丁皂苷、氨基酸、维生素 C、多酚类、黄酮类、咖啡碱、蛋白质等 200 多种成分。其成品茶清香有苦味、而后甘凉，具有清热消暑、明目益智、生津止渴、利尿强心、润喉止咳、降压减肥、抑癌防癌、抗衰老、活血脉等多种功效。

贴士

痛风患者需要增加尿液代谢，因此建议多喝茶。苦丁茶味道稍苦，搭配甘甜可口的水果丁不仅可以丰富口感，还能起到很好的保健功效。

葱香马铃薯丝

食材：马铃薯300克，葱花、食油、盐、糖、味精适量

制作方法

马铃薯洗净，去皮，切丝。锅置火上，注入油，油热后，先将马铃薯丝炸熟，放入盐、糖、味精、葱花翻炒均匀即成。

食疗功效

痛风病人食用马铃薯可使尿酸在碱性液体中易于溶解并排出体外，有降低血尿酸的功效。

姜醋海参

制作方法

将海参洗净发好，放入沸水中烫熟，取出，过冷水后切块。小黄瓜洗净，切滚刀块，码入器皿中，海参与嫩姜丝也放入。将白醋、盐、糖、味精调匀，淋上即可。

食疗功效

海参含有50多种天然的营养成分，如人体所需的18种氨基酸，钙、锌、硒等多种微量元素，还有海参皂苷等活性物质，而且脂肪及嘌呤含量均较低，是适合痛风病人的食品。

张美芳
副主任医师，上海交通大学医学院附
属第九人民医院营养科主任。

把好"牙"关治牙病

相关研究表明，
维生素C的摄入水平与牙周病易感性的相关性最高。

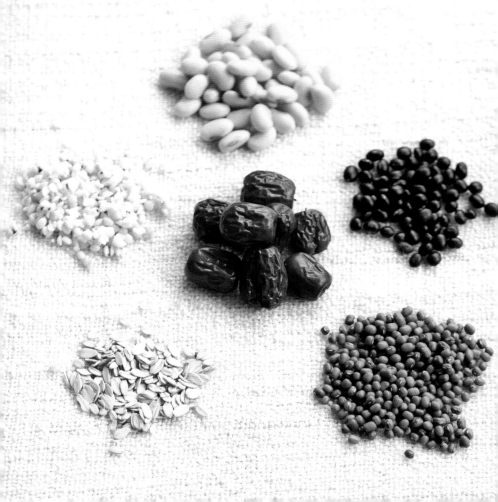

果仁蒸拌豆腐

食材：豆腐，花生，核桃，虾皮，黄瓜，蒜，枸杞，生抽，香油，白糖

制作方法

1. 将盒装豆腐分成八块，每块之间空出缝隙。
2. 锅中水烧开后，将豆腐入锅大火蒸 5 分钟取出，将蒸豆腐的水倒掉。
3. 在蒸豆腐过程中，把花生和核桃仁弄碎，黄瓜清洗控水后切碎，虾皮用开水泡开后沥干水分备用。
4. 将蒜瓣压成蒜泥，于油锅中煸炒后与黄瓜枸杞一起放进小碗，加入白糖、生抽和香油，再加入一些冷开水稀释搅匀，做成浇汁。
5. 在每块豆腐上先放上碎果仁，再将浇汁用小勺慢慢浇在豆腐上，然后在豆腐四周撒上虾皮即可。

食疗功效

豆腐是植物优质蛋白，是钙的良好来源，易被人体消化吸收。研究发现增加钙的摄入量有助于防治牙周病。花生和核桃属坚果类，含有大量的维生素 E、B 族维生素和丰富的钾、钙、锌、铁等矿物质。枸杞子含有丰富的 β 胡萝卜素、维生素 C 等抗氧化营养素，此外还含有钙、铁等矿物质，中医食疗中认为其具有补气强精，滋补肝肾、抗衰老的作用。

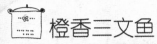 橙香三文鱼

食材：三文鱼，青椒，红椒，黄椒，洋葱，芦笋，盐，黑胡椒粉，橄榄油，橙子

制作方法

1. 将芦笋焯水后，放少量橄榄油炒熟并调味备用。
2. 将彩椒和洋葱洗净切丝，铺于烤盘底部。
3. 三文鱼洗净擦干，全身抹少量盐后放于彩椒和洋葱上。
4. 在三文鱼表面撒些黑胡椒粉，最后淋上橄榄油。
5. 盖上烤盘盖，或封上锡纸，放入预热180℃的烤箱中层10～20分钟。
6. 出炉后，将少许橙汁淋在烤好的三文鱼上，将芦笋及一片切好的橙子摆于盘边即可。

食疗功效

与禽畜肉相比，鱼类含钙量较高，是钙的良好来源，而钙与牙周病的发生发展密切相关；三文鱼含有丰富的 ω−3 多不饱和脂肪酸（包括 EPA 和 DHA），研究显示 ω−3 脂肪酸具有抗炎作用，其摄入量与牙周病的易感性呈负相关。彩椒及橙子中含有丰富的维生素 C、β 胡萝卜素，这两者均属抗氧化营养素，有助于牙周病的防治。洋葱具有降血压、降血脂的功效，高血压、高血脂和牙周病均与慢性炎症自由基损伤有关，其发病存在内在联系，因此降压降脂对控制牙周病的发展也有一定作用。

彩豆糙米浆

食材：黄豆，黑豆，绿豆，红枣，燕麦，苡仁，冰糖

制作方法

1. 将黄豆、黑豆及绿豆洗净，泡上一夜后备用。
2. 将红枣洗净去核煮熟备用。
3. 将燕麦、苡仁、黄豆、黑豆及绿豆加水煮熟备用。
4. 将所有备用食材放入食品搅拌机中加水并添加少许冰糖，搅拌成浆状后盛入杯中即可。

食疗功效

牙周病患者饮食中摄入的钙及类黄酮普遍较低，这提示大豆等富含钙及类黄酮的食物可能有助于牙周病的防治。红枣具有补血安神的作用，有研究显示，压力及神经紧张也是牙周病的易感因素。绿豆有清热去火消肿利尿的作用、苡仁有消肿祛湿的功效，这对牙周病急性发作时的红肿热痛可能具有一定帮助。

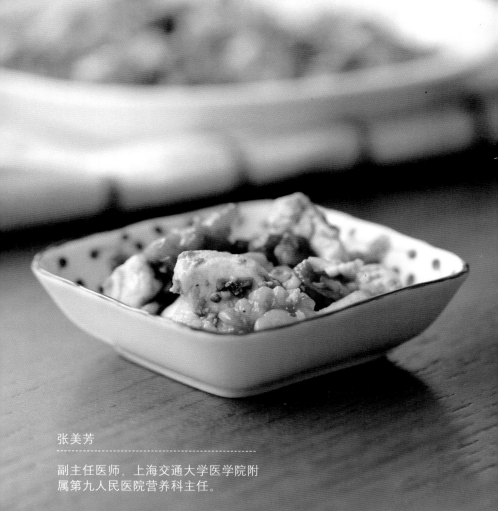

张美芳

副主任医师，上海交通大学医学院附
属第九人民医院营养科主任。

慧眼"食""色"

养护眼睛，
多食用富含维生素C、维生素E、维生素A及β胡萝卜素的蔬菜与水果，
少摄取高脂肪食物。

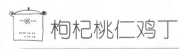 # 枸杞桃仁鸡丁

食材：枸杞子90克，桃核仁150克，嫩鸡肉600克，鸡蛋3个，生姜20克，葱20克，蒜20克

制作方法

1. 将鸡肉切成方丁，枸杞子洗净、核桃仁用开水泡后去皮。生姜、葱、蒜洗净后，均切成指甲片。

2. 将去皮的核桃仁用温油炸透，兑入枸杞，即起锅沥油。锅烧热注入猪油，待油五成熟时，投入鸡丁，快速滑透，锅离火，鸡丁倒入漏勺内，沥去油。

3. 锅再置火上，放熟油50克，投入姜、葱、蒜稍煸，再投入鸡丁，接着加少许水，速炒，随即投入核桃仁和枸杞子炒匀即成。

食疗功效

核桃仁、枸杞、鸡丁都属于温补的食材，能补肾强腰、明目益颜。适宜需要补脑、提高视力的人群，适合全家人食用。特别是加了枸杞，更适合电脑族食用。

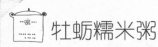 **牡蛎糯米粥**

食材：鲜牡蛎肉100克，糯米半杯，蒜末3大匙，五花肉50克，洋葱末2大匙，料酒半大匙，胡椒粉半小匙，盐2小匙

制作方法

1. 糯米淘洗干净；鲜牡蛎肉清洗干净；五花肉切成细丝。
2. 糯米下锅，加清水烧开，待米稍煮至开花时，加入猪肉丝、牡蛎肉、料酒、盐、熟猪油，一同煮成粥，然后加入蒜末、洋葱末、胡椒粉调匀，即可食用。

食疗功效

牡蛎营养丰富，含有蛋白质、脂肪、谷胱甘肽、多种维生素、锌、铜、镁及人体必需的8种氨基酸等成分，其中锌的含量很高。研究显示，白内障患者晶状体中含锌量明显减少，因此，锌是防治白内障的关键成分。这道牡蛎糯米粥适合白内障患者食用。

猪骨西红柿粥

食材： 粳米半碗，猪骨500克，西红柿2个，葱花、姜丝、枸杞子各少许，盐2小匙

制作方法

1. 粳米淘洗干净，用清水浸泡30分钟；西红柿洗净，切块；猪骨砸碎，放入开水中汆烫，捞出。

2. 猪骨放入锅内，加适量清水，置大火上煮沸后转小火继续熬煮半小时至1小时，离火。

3. 粳米放入砂锅内，倒入猪骨和汤，大火烧沸后加入西红柿，转小火煮至骨烂汤稠，加盐调味，撒葱花、姜丝、枸杞子稍煮即可。

食疗功效

西红柿含有丰富的维生素C，有生津止渴、健胃消食、凉血平肝、清热解毒、降低血压、利尿等功效，对高血压、肾脏病有良好的辅助食疗作用。猪骨、枸杞子也具有很好的补益作用。这道猪骨西红柿粥富含维生素C，可改善中老年人的白内障症状。

曹伟新
- -
主任医师，博士生导师，上海交通大学医学院附
属瑞金医院临床营养科主任、上海交通大学医学
院营养系副主任。

吃出来的癌症

癌症是内因与外因相互作用的结果。
比如外因包括了环境因素、生活方式、饮食习惯等，
内因包括遗传、营养和内分泌失调等，
其中我们最能控制的就是自己的日常饮食。

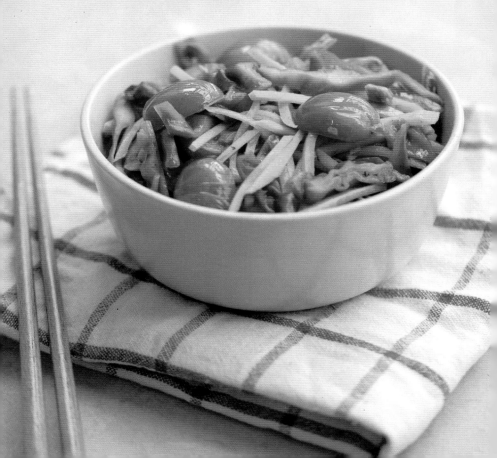

盛夏的果实

食材：抱子甘蓝，小番茄，胡萝卜，盐，油

制作方法

1. 胡萝卜洗净，切丝，小番茄用盐搓洗一下。
2. 锅中水烧开，把抱子甘蓝用水焯一下。
3. 锅中加入半勺食用油，放蒜泥炒出香味，再依次加入胡萝卜丝、小番茄、抱子甘蓝翻炒，少许盐，一点糖，最后加入一勺耗油，出锅淋上香油即可。

食疗功效

番茄和胡萝卜都是含丰富抗氧化维生素的蔬菜；抱子甘蓝的小叶球，蛋白质含量很高，居甘蓝类蔬菜之首，维生素C和微量元素硒的含量也较高；这道菜具有一定防癌作用。

防癌小沙拉

食材：酸奶，芦笋，西兰花，洋葱，番茄，胡萝卜

制作方法

1. 芦笋、西兰花提前焯水。
2. 蔬菜切丁，加入酸奶搅匀即可。

食疗功效

芦笋、西兰花、洋葱、番茄、胡萝卜都是富含维生素和膳食纤维的具有防癌功效的蔬菜，酸奶中的益生菌有助调节大肠菌群，用酸奶代替沙拉酱，低脂、营养更健康。

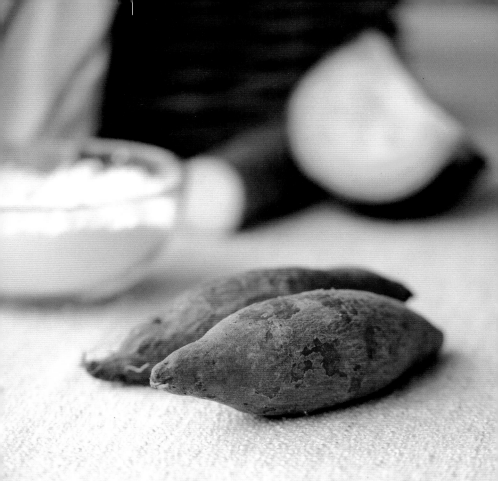

万燕萍
- -
主任医师，硕士生导师，上海交通
大学医学院附属仁济医院临床营养
科主任。

养"肾"吃为先

学习科学的饮食搭配，对肾病患者大有帮助，
哪些食物不宜吃，哪些食物要控制摄入，应该记在心头。

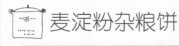 麦淀粉杂粮饼

食材：山药，南瓜，紫薯，麦淀粉

制作方法

1. 山药、南瓜、紫薯洗净去皮蒸熟。
2. 捣成泥后冷却。
3. 根据比例调入麦淀粉（肾功能越差者，麦淀粉量越多）。
4. 调匀后倒入模具，或者直接压成饼状。
5. 隔水蒸熟，趁热食用。

食疗功效

热量丰富，蛋白质含量低，适合肾病患者食用。

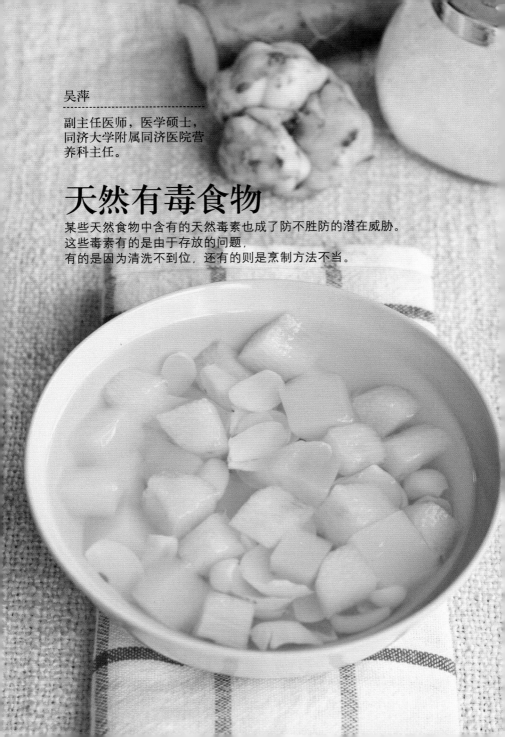

吴萍

副主任医师，医学硕士，
同济大学附属同济医院营
养科主任。

天然有毒食物

某些天然食物中含有的天然毒素也成了防不胜防的潜在威胁。
这些毒素有的是由于存放的问题，
有的是因为清洗不到位，还有的则是烹制方法不当。

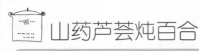

山药芦荟炖百合

食材：山药，百合，冰糖，芦荟少量

制作方法

1. 芦荟、山药去皮切条余水，百合去瓣洗净待用。
2. 在锅中倒入清水，把山药、芦荟、百合、冰糖放入，大火烧开转小火，炖 15 分钟即成。

食疗功效

芦荟含有丰富的维生素，可护肤养颜。百合有润肺止咳之功效，尤其对肺热、痰稠或无痰干咳有相当的功效。山药味甘性平，不燥不腻，能健脾补肺、益气养阴、补脾益肾。一般人群皆可食用。

西兰花鲜菌粥

食材：长粒香米，西兰花，蟹味菇，素蚝油

制作方法

1. 香米浸泡 1 小时放入砂锅，倒入足够的水，用中火煮至沸腾，转到中小火熬煮。
2. 粥变得粘稠时要不停搅拌，放入西兰花和蟹味菇一同煮。

食疗功效

西兰花含水量高，但热量却很低，有助于解除水肿，改善便秘。而蟹味菇则含有丰富维生素和 17 种氨基酸，其中赖氨酸、精氨酸的含量高于一般菇类，有助于青少年益智增高，抗癌、降低胆固醇。

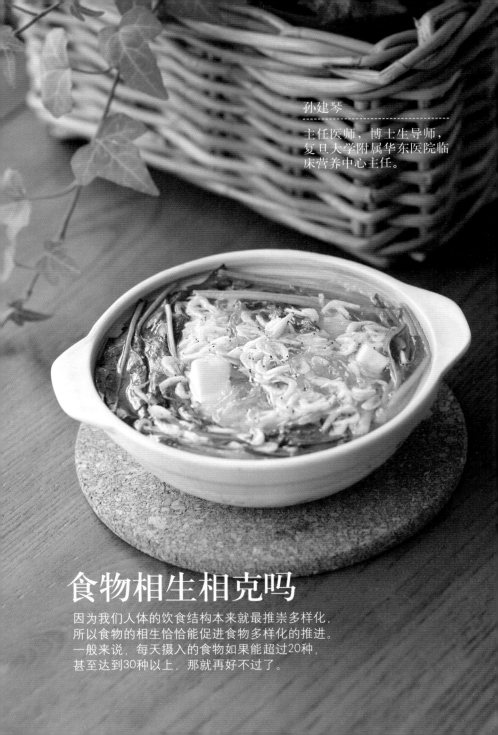

孙建琴

主任医师，博士生导师，
复旦大学附属华东医院临
床营养中心主任。

食物相生相克吗

因为我们人体的饮食结构本来就最推崇多样化，
所以食物的相生恰恰能促进食物多样化的推进。
一般来说，每天摄入的食物如果能超过20种，
甚至达到30种以上，那就再好不过了。

西芹柚子炒虾仁

食材：西芹、虾仁各200克，柚子肉100克

制作方法

1. 虾仁去沙线洗净后吸干水分，加入姜末、一小勺料酒、一小勺干淀粉和少许盐，腌制上浆后放入冰箱冷藏至少半小时。
2. 西芹切片后入沸水汆烫。
3. 热锅后倒入冷油适量，待油温升到六成时下虾仁煸炒半分钟，然后倒入西芹，再倒入适量盐调味。
4. 关火，倒入柚子肉拌炒均匀皆可出锅。

食疗功效

富含膳食纤维、蛋白质。

砂锅豆腐

食材：豆腐300克，白菜150克，菠菜100克，粉丝25克，虾米15克

制作方法

1. 豆腐切块，白菜洗净，虾米泡软。
2. 砂锅洗净，铺入豆腐、白菜、姜片、虾米和葱段。
3. 倒入高汤后煮开，待白菜煮软后放入粉丝和菠菜。
4. 煮熟后关火，倒入香油和调味品即可。

食疗功效

补充优质蛋白质和膳食纤维。

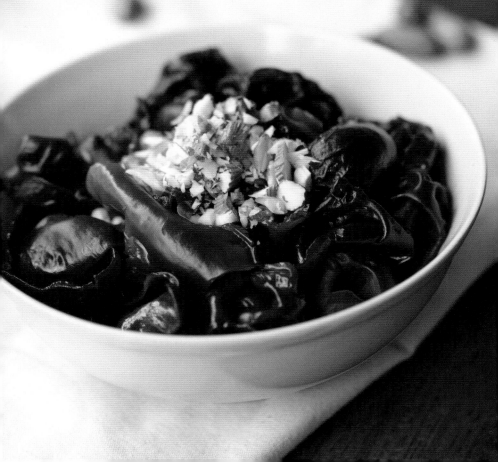

主任医师，硕士生导师，上海交通大学医学
院附属仁济医院临床营养科主任。

平衡卡路里

将一周7天的饮食稍作调整，
以达到控制一周总能量的合理摄入。

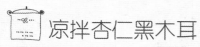 凉拌杏仁黑木耳

食材：杏仁50克，水发黑木耳100克

制作方法

1. 将泡发好的黑木耳过一下沸水，沥去水，放入碗中，并根据个人喜好添加少量的调味料（芥末、盐、糖、醋等）拌匀。
2. 在吃之前，在碗中撒入杏仁粒即可。

食疗功效

富含对心血管有益的不饱和脂肪酸、膳食纤维、矿物质，营养丰富且有饱腹感。特别适合〝三高〞人群和〝减肥〞人群食用。

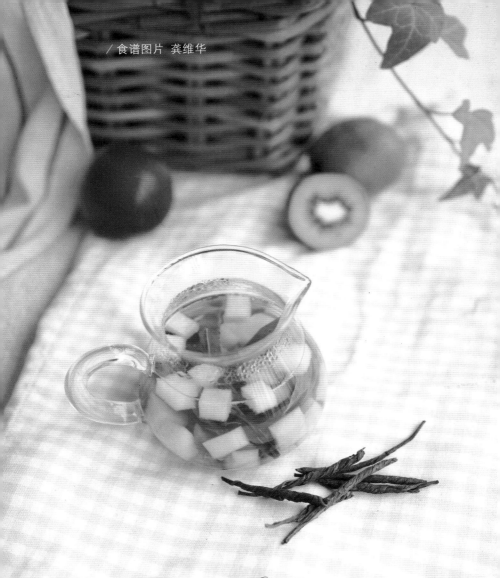

十大营养科主任40道贴心私房菜食谱

针对不同体质和需求
给出最恰当的食疗方案
让你吃得更好、更对、更健康！